ÉTUDE

DE

LA FIÈVRE INTERMITTENTE

DES MARAIS,

PAR

Jules-Sonier Laboissière,

MÉDECIN DE MONTPELLIER,

né à Saint-Fortunat (Ardèche).

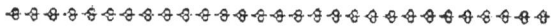

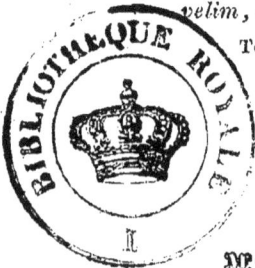

MONTPELLIER,

Chez Jean MARTEL Aîné, imprimeur de la Faculté de Médecine,
rue de la Préfecture, 10.

1840.

J'avais d'abord pensé à publier le résultat de mes études médicales sur les maladies aiguës des organes thoraciques ; car les habitants des campagnes sont souvent décimés par les pleurésies et les pneumonies. Ces maladies, qui attaquent des viscères si importants à la vie, sont en effet graves; mais, attaquées à temps, elles trouvent dans la médecine des ressources bien efficaces. Il est malheureux que les habitants des villages et des hameaux les négligent, comme ils ne font que trop malheureusement ; car alors elles emportent rapidement celui qui en est atteint, ou bien, incomplétement terminées, elles engendrent à leur suite des altérations chroniques que l'on nomme vulgairement *rhumes négligés,* et qui conduisent souvent à la phthisie pulmonaire. Elles entraînent des suppurations lentes et profondes des poumons, qu'un traitement rationnel entrepris à temps aurait fréquemment suffi pour prévenir. Beaucoup de maladies des gens de la campagne ne sont graves et mortelles que parce qu'ils les rendent telles en raison de leur négligence.

J'ai toutefois laissé de côté cet intéressant sujet, parce que j'ai vu que je pouvais rendre, d'autre part, des services qui s'adressent plus spécialement à mes compatriotes et à mes voisins, et j'ai entrepris de traiter de la fièvre intermittente qui règne d'une manière endémique dans les lieux où je vais exercer l'art de guérir.

Dans ce traité, mon intention n'a point été de détailler les opinions des auteurs sur la nature, les causes et le traitement des fièvres des marais. J'ai entièrement omis, et à dessein, la question théorique, qui n'eût été qu'une affaire de simple analyse, et je m'en suis tenu à l'exposé des résultats les plus constants d'une saine pratique ; car j'ai pour but (et c'est celui que tout médecin doit se proposer) l'utilité générale et tout ce qui peut servir à la guérison de celui qui souffre, et non point la science spéculative, plus brillante il est vrai, mais assise sur des bases bien moins importantes.

La fréquence des fièvres intermittentes au village de la Traverse, commune des Ollières, m'a surtout inspiré l'idée de mon travail. Ce village, situé au-dessus des vallons, y est fortement exposé. Ces vallons offrent des plaines marécageuses dans lesquelles l'Eyrieu, lorsqu'il devient fort, dépose une masse d'eau qui y séjourne en stagnation pendant toute l'année. Or, de cette masse d'eau qui putréfie les substances végétales qu'elle recouvre, s'élèvent des miasmes qui atteignent les habitants de la Traverse. Du côté opposé, au contraire, où se trouve le courant de la rivière, comme il n'y a pas stagnation et que l'eau circule librement, les riverains sont exempts de cette affection.

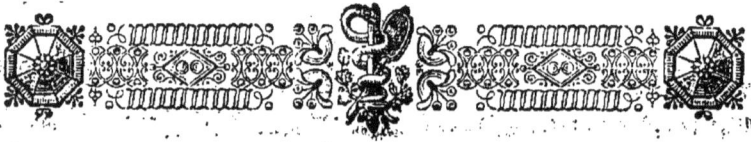

ÉTUDE

DE LA

FIÈVRE INTERMITTENTE DES MARAIS.

Per hoc, quòd febres Peruviano cortice curandas
velim, non ideò cætera remedia rejicio.
TORTI, Therapeutice specialis ad febres periodicas.

Beaucoup de causes agissent sur le corps vivant
pour y produire un groupe de phénomènes fébriles, caractérisé par des frissons, de la chaleur et
de la sueur, se succédant de manière à présenter
des phases périodiques, et disparaissant pendant un
certain temps pour apparaître de nouveau sous la
même forme. Mais la plus puissante de ces causes
est le voisinage des marais; et la fièvre qu'il détermine se manifeste avec plus de périodicité que
toutes les autres qui sont enveloppées sous le nom
commun de fièvres intermittentes.

Car la frayeur ou une autre impression morale,
le froid, l'humidité, des lésions organiques, l'in-
troduction d'une sonde dans la vessie, peuvent pro-

voquer des accès fébriles ; mais ces accès ne sont point si légitimes, si régulièrement périodiques ; ils s'accompagnent d'ailleurs de phénomènes spéciaux, qui ne sont point exactement ceux de la fièvre intermittente par effluves miasmatiques.

DESCRIPTION.

Très-souvent sans avoir éprouvé le moindre prodrome morbide, d'autres fois après quelques jours de dérangement dans les digestions, d'inappétence, d'inaptitude au travail, le malade est surpris par le paroxisme fébrile.

Il y a d'abord une sensation de froid inaccoutumée : cette sensation n'est encore ni intense ni douloureuse ; mais elle force le sujet affecté à se rapprocher du feu, ou à exposer ses membres au soleil. Bientôt cette sensation augmente et s'accompagne d'une grande lassitude, d'une sorte de brisement de tout le corps et surtout des extrémités. Il se couche et s'enveloppe fortement dans ses couvertures, se recouvrant le plus souvent la tête ; son décubitus ne se fait jamais dans la position étendue ; il est fléchi et replié sur lui-même, comme pour concentrer un reste de chaleur près de s'échapper. La peau de toute la surface du corps est pâle, il semble que le sang l'ait abandonnée ; les traits sont plus concentrés et plus saillants qu'à l'ordinaire.

Il n'y a plus à l'extérieur cette expansion qui caractérise la vie dans sa pleine activité : il y a même diminution réelle du volume du corps ; cette diminution tient à l'état de spasme et de contraction vitale des tissus, mais surtout de la peau et du tissu cellulaire. Elle est prouvée par un grand nombre de phénomènes que l'on observe à cette période : ainsi, les anneaux qui étreignaient fortement les doigts et n'eussent pu dans d'autres circonstances en sortir sans une certaine violence, les abandonnent facilement ; ils sont devenus lâches et flottants. Il en est de même pour tous les autres liens circulaires, pour les jarretières, les ceintures, par exemple. Cette crispation des tissus est entièrement comparable à celle que produit une température fort basse, l'action d'un froid naturel violent.

Au froid qui va en augmentant de plus en plus, succède un frisson violent. Ce frisson débute souvent par la région lombaire, d'autres fois par la région dorsale, et de-là s'étend dans les membres. Chez quelques malades nous l'avons cependant vu commencer par l'extrémité des orteils. Ce sont alors des tremblements plus ou moins forts qui agitent le malade et le font greloter, quelque soin qu'il ait de se couvrir et de s'approcher des corps chauds. Cet état a été porté dans quelques cas à un tel point, que chez quelques vieillards, par exemple, le claquement des mâchoires a

*

entraîné l'avulsion de dents déjà nécessairement ébranlées dans leurs alvéoles.

Dans la période de froid, le malade répond brusquement et aussi peu que possible aux questions qui lui sont adressées ; il se laisse découvrir avec peine ; il est inquiet et tout préoccupé de lui-même.

La céphalalgie que nous rencontrerons encore dans la période suivante, est très-douloureuse dans le stade de froid, lorsqu'elle s'y manifeste ; car elle manque quelquefois. D'autres fois c'est la seule souffrance que les malades accusent.

Le pouls est profond, petit, concentré et vibrant : lorsque le froid et le frisson sont portés à un haut degré, on a quelquefois de la peine à sentir les pulsations de la radiale.

La langue est décolorée et pâle, comme la peau, les lèvres et les autres parties de la membrane muqueuse que nous pouvons apercevoir. Il y a dans plusieurs cas une soif assez vive.

La respiration est entrecoupée, convulsive, tant que durent les spasmes du tremblement fébrile. Les douleurs qui se manifestent dans les organes internes annoncent ordinairement des complications qu'il faut examiner avec soin, pour pouvoir prévenir leur développement ; car, pendant cette période de froid, le sang est, pour ainsi dire, tout porté à l'intérieur ; et si on laisse des congestions s'effectuer à diverses reprises, selon le nombre des accès, sur les organes splanchniques, il finira par se développer des inflammations qui entraveront la marche de la maladie, qui pourront, si elles ont leur siége dans l'appareil digestif, devenir des contre-indications à l'emploi des remèdes jugés nécessaires pour guérir la fièvre.

Cependant plusieurs de ces douleurs qui accompagnent le stade de frisson, tenant comme lui à l'état spasmodique, conservent le caractère nerveux et ne s'élèvent pas au mode inflammatoire.

Si l'on examine les urines que le malade rend pendant les premières périodes de l'accès fébrile, on voit qu'elles sont aqueuses, limpides, comme dans la crudité des maladies.

Il survient, dans certains cas, pendant cette période, mais surtout vers sa fin, des épiphénomènes fort remarquables, en ce qu'ils suivent la marche du paroxisme et disparaissent avec lui. Ce sont des rougeurs circonscrites de diverses régions du corps, et plus souvent une éruption analogue à celle qui détermine l'urtication, une urticaire. Des papules élevées qui atteignent quelquefois le volume d'une petite noisette, d'un rouge peu foncé, s'étendent alors sur l'habitude extérieure du corps, où les fait quelquefois découvrir au malade un prurit incommode dont elles sont le siége.

Après avoir augmenté pendant quelque temps, les frissons et le froid diminuent peu à peu et finissent par disparaître, pour faire place à une chaleur d'abord douce et que le malade éprouve avec une sorte de plaisir; tant elle lui cause moins de sensation pénible que les symptômes du premier stade. Il y a même beaucoup d'individus qui disent que la fièvre leur est passée, dès que le froid a cessé, et qui ne comptent que sa durée pour la durée totale du paroxisme. Cependant le paroxisme a encore deux stades à parcourir; il a duré jusqu'ici un espace de temps variable entre un quart-d'heure ou demi-heure, jusqu'à trois ou cinq heures; le plus ordinairement le froid est d'une heure à une heure et demie. Cette durée varie d'ailleurs selon l'ancienneté de la maladie et le type de la fièvre: ainsi, il y a des sujets chez lesquels le frisson manque à la longue, et qui n'ont plus leurs accès qu'en chaud.

Dans la période de chaleur, la peau est colorée et chaude; la face surtout est rouge et injectée; le corps a repris son expansion normale; le pouls se relève, il devient large, plein et développé; cependant, lorsque les malades ont été pendant longtemps en proie aux accès d'une fièvre intermittente rebelle, qu'il s'est produit des obstructions dans les organes du bas-ventre, la réaction n'a pas lieu d'une manière aussi franche, et le pouls conserve toujours quelque chose d'abdominal, de concentré. La soif est assez vive; la langue devient rouge et un peu sèche; il y a moins d'agitation et d'anxiété;

cependant la céphalalgie persiste dans quelques
cas, ou même chez certains individus elle ne se
fait remarquer qu'à ce stade. Il se développe assez
souvent de la gêne dans la respiration, résultat
d'une congestion sur les viscères thoraciques. Le
fiévreux se débarrasse des couvertures dont il s'était
enveloppé dans la période de froid; il cherche l'air
et la fraîcheur. Les urines ne sont plus si aqueuses;
elles se foncent d'autant plus en couleur, que l'on
se rapproche davantage de la terminaison de ce
stade; elles sont alors rouges, mais sans sédiment,
ou seulement avec un léger nuage qui ne se pré-
cipite pas au fond du vase.

Chez les sujets que la fièvre n'a pas longuement
maltraités, la chaleur cutanée s'accompagne d'un
peu de souplesse, d'une sorte de commencement
de moiteur; il en est autrement de ceux qui portent
des engorgements de la rate ou du foie, ou d'autres
altérations chroniques; la peau reste, chez eux,
sèche et aride pendant toute la seconde période.

Peu à peu le brisement des membres et la fatigue
diminuent; tous les symptômes de congestion se
dissipent; une légère sueur, qui devient plus tard
fort abondante, couvre tout le corps. Elle débute
par la face et la tête, puis par la poitrine, et s'étend
de-là à tout le reste du corps. Le pouls est souple
et se laisse facilement déprimer: c'est cette sorte
de pouls que les anciens avaient appelé *undosus*.

Les urines se troublent et laissent déposer un sédiment briqueté, rougeâtre. Ce dernier groupe de phénomènes morbides, qui constitue la troisième période, ou de *sueur*, termine l'accès.

La durée de ces deux stades réunis varie de trois à sept ou huit heures.

On peut voir dans l'accès d'une fièvre intermittente une maladie aiguë complète, mais en abrégé, s'il m'est permis de m'exprimer ainsi. Le frisson offre des phénomènes nerveux qui correspondent à l'époque de *crudité* des maladies continues. La chaleur présente des symptômes de réaction inflammatoire ou l'*état* de l'affection; elle prépare la *coction*, dont la *crise* s'annonce et s'accomplit par la sueur.

MARCHE.

Les accès des fièvres intermittentes à périodes régulières se manifestent à certains intervalles de temps, qui varient dans leur distance et les ont fait diviser en plusieurs types.

L'accès peut paraître tous les jours, on nomme alors la fièvre *quotidienne;* de deux jours l'un, elle est dite *tierce;* de trois jours l'un, elle est dite *quarte*. Il y a quelquefois un accès tous les jours; mais cet accès, fort le premier jour, est faible le second, fort le troisième et ainsi de suite; ou bien il paraît à diverses heures qui se correspondent de deux en deux jours : on nomme ce type *double-tierce*. On a distingué bien d'autres types, mais voilà les principaux.

Les accès des quotidiennes ont ordinairement lieu le matin; ceux des tierces vers midi; ceux des quartes vers quatre heures du soir : tout ceci souffre néanmoins des exceptions.

PRONOSTIC.

On ne meurt guère de fièvre intermittente, du moins de celle que je décris, qui est la fièvre intermittente simple et nullement pernicieuse; mais on peut finir à la longue par succomber aux altérations qu'elle produit, lorsqu'on ne l'arrête pas dans les commencements par un traitement rationnel. On voit, en effet, chez les individus qui portent depuis long-temps des engorgements du foie ou de la rate, le teint devenir hâve, la peau prendre une coloration terreuse, des hydropisies se développer et la vie s'user peu à peu, sous l'influence du dérangement qu'entraînent dans l'économie ces lésions chroniques.

CAUSES.

La fièvre intermittente des marais trouve sa cause dans des miasmes ou émanations morbifères, insusceptibles d'analyse chimique, mais dont l'existence est assez prouvée par leur action spécifique sur le corps vivant. Ces miasmes s'élèvent des marécages, de tous les endroits où l'eau stagnante croupit sur des débris de végétaux putréfiés dans son sein. Lorsque l'eau est courante, ces végétaux en décomposition sont emportés et ne laissent que de faibles traces de leur passage ; ils sont d'ailleurs enveloppés d'une couche de liquide qui empêche l'émanation. Il en est de même lorsque l'eau, quoique n'ayant pas beaucoup de cours ou n'en ayant point, est très-abondante, parce qu'elle absorbe et ne laisse pas échapper les effluves qui se produisent. Il faut, pour la production et l'émanation du miasme, qu'il y ait combinaison de l'influence de la chaleur et de l'humidité, mais ni trop d'eau ni trop de chaleur. En effet, dans les plus fortes chaleurs de l'été, les marécages se dessèchent ordinairement d'une manière complète, et alors il n'y a pas d'effluve possible. Il est encore alors une autre cause de cette absence des effluves : les couches d'air qui les recevraient abandonnent vite la surface de la terre, et sont remplacées par des couches nouvelles qui n'en ont point été imprégnées et ne peuvent devenir nuisibles; d'autre part, cet air est sec, et ne maintient pas le miasme à l'état de condensation, mais le dissémine.

De-là résulte que les froids de l'hiver et les températures élevées du milieu de l'été ne prédisposent guère au développement des fièvres intermittentes ; que la fin du printemps, le commencement et la fin de l'été et l'automne sont les saisons où ces fièvres s'engendrent le plus facilement. Ceci nous mène encore à cette considération pratique, que l'on ne contracte guère ces pyrexies au milieu du jour, lorsque la température est assez élevée, mais surtout le matin et le soir : et ceci s'explique bien aisément, car à ces époques de la journée l'air est humide, et s'imprègne facilement des miasmes qu'il retient autour du corps et dont il prolonge le contact.

TRAITEMENT.

Le traitement de la fièvre intermittente n'est pas unique, quoiqu'on ait appelé cette maladie *fièvre à quinquina*, du nom d'un spécifique de la plus haute importance pour sa cure.

Les divers moyens que l'on emploie pour la combattre, sont mis en usage pendant l'accès ou pendant l'apyrexie ; c'est ordinairement dans l'intervalle des paroxismes que se trouve l'indication d'agir. Cependant quelques médecins ont voulu abréger la durée des stades, en donnant des infusions aromatiques, sudorifiques dans la période de frisson, des boissons rafraîchissantes dans celle de chaleur. Toutefois, il se présente des cas dans lesquels il faut agir dans la période de chaleur,

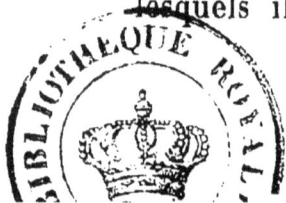

lors, par exemple., qu'une congestion intense s'opère sur un organe important. Nous ne parlons point de ces cas graves dans lesquels, le quinquina ou ses diverses préparations doivent être administrés, dans le fort même du paroxisme, sous peine de vouer le malade à une mort presque inévitable ; car ceci se rattache à l'étude des fièvres intermittentes pernicieuses , vaste question qui nous mènerait trop loin.

. Les divers moyens thérapeutiques mis en usage contre la fièvre intermittente des marais, sont :

1° *L'éloignement du foyer d'infection.* C'est là un point bien important dans les fièvres rebelles. Nous avons souvent vu, dans les hôpitaux de Montpellier, des malades guéris par le seul fait d'un changement d'air et d'un régime adoucissant et léger ; nous avons pu voir ensuite trop souvent ces malades revenir affectés de nouveau de fièvres, dont la rechute avait été provoquée par leur retour dans les lieux où ils les avaient primitivement contractées.

2° *Les méthodes perturbatrices.* Ici nous devons placer en premier lieu le vomitif donné au moment probable de l'invasion de l'accès. Le bouleversement qu'impriment alors à l'organisme les secousses du vomissement, agissent fréquemment en prévenant le paroxisme. Ajoutons que l'action de l'émétique et de l'ipécacuanha est opposée entièrement à celle qui s'effectue dans le premier stade de la fièvre intermittente : en effet, dans ce premier stade, il y a, comme nous l'avons vu précédemment concentration des mouvements vitaux qui se portent de l'extérieur à l'intérieur ; le travail abandonne la surface cutanée où se développe la sensation du froid, pour se jeter sur les parties internes.. Dans l'action des vomitifs, au contraire, le spasme extérieur est vaincu, les mouvements sont portés à la périphérie et la diaphorèse s'établit. Cette médication réussit surtout au commencement de l'automne et toutes les fois qu'il y a complication bilieuse. Elle se trouve formellement contre-indiquée par un état d'irritation des voies digestives.

Nous avons encore observé des guérisons assez rapides de fièvres intermittentes par l'administration de la potion anti-émétique de Rivière, donnée un quart d'heure avant le développement ordinaire du paroxisme.

C'est à la méthode perturbatrice que nous devons rapporter la ligature des membres au moment du frisson. On applique des bandes assez serrées à la base des membres thoraciques et abdominaux : l'on produit nécessairement de cette manière un trouble violent dans l'ordre des circulations ; car on empêche le retour du sang veineux des appendices pelviennes et brachiales vers le tronc, et on empêche en partie l'arrivée dans ces appendices du sang artériel.

La saignée pratiquée pendant le stade de chaleur, outre qu'elle dégorge les organes sur lesquels
une congestion fâcheuse tendait à s'opérer, agit en
outre en imprimant un dérangement, une pertur-
bation à la marche naturelle de la maladie.

Tout le monde ne sait-il pas que la fièvre intermittente dont la nature est essentiellement ner-
veuse, est susceptible de guérir, comme toutes les
névroses, sous l'influence d'une passion violente ou
d'une vive impression morale? On a vu les accès
disparaître à la suite d'une colère, d'une frayeur,
d'une surprise, de tout ce qui peut changer brusquement l'action du système sensitif.

3° *Méthode spécifique.* Le quinquina, un des
agents les plus précieux que puisse compter parmi
ses richesses la matière médicale, est le spécifique
de la fièvre intermittente. Cela ne veut point dire,
toutefois, que les fièvres intermittentes guérissent
par le quinquina et ne puissent guérir sans lui.
Nous venons de citer d'autres agents thérapeutiques,
et nous en trouverons tout à l'heure de nouveaux,
pour démentir cette proposition trop exclusive; et
de plus, il est des cas dans lesquels non-seulement
le quinquina ne guérit pas, mais où, administré
sans discernement, il entretient la maladie ou
même il l'aggrave. C'est au praticien à savoir dis-
tinguer ces modifications et à faire à chacune d'elles
la part qui lui convient.

Le quinquina est employé en substance, ou sous forme de diverses préparations pharmaceutiques; ou enfin on met en usage des matériaux extraits de ce végétal.

En substance, on le donne en poudre à la dose de demi-once à une once dans les fièvres simples. On ne s'en sert guère plus de cette manière; car il est excitant, et ne convient guère que lorsque le sujet est débilité, pâle, languissant, sans traces d'inflammation des organes digestifs. D'ailleurs, sous cette forme, le quinquina est assez difficile à prendre.

La résine de quinquina, dont on se sert beaucoup à Montpellier, se prescrit à la dose de un à deux gros; elle convient surtout lorsqu'il y a constipation.

L'extrait de quinquina est tonique, sans être excitant comme le bois; on s'en sert à la dose de trente grains à un gros.

Enfin, le sulfate, l'acétate de quinine sont des sels d'alcaloïdes, dont on fait le plus grand usage; on en donne de deux à vingt grains dans les vingt-quatre heures.

Il ne faut pas négliger la connaissance de tous ces agents; car il arrive souvent ici, comme pour l'opium, que lorsqu'une forme ne réussit pas, l'autre est couronnée de succès.

Il y a plusieurs manières d'administrer le quinquina ou ses préparations dans l'intervalle des accès de fièvre. En général, on donne la quinine par deux ou trois grains, de quatre en quatre, de six en six heures, dans le temps qui s'écoule entre deux paroxismes. On commence par de faibles doses pour arriver à de plus élevées et diminuer ensuite peu à peu, à mesure que les accès faiblissent ou disparaissent. Nous nous sommes très-bien trouvé de la méthode suivante : on donne de dix à douze grains de sulfate de quinine pour un adulte, en les fractionnant dans les quatre ou cinq heures qui doivent précéder le paroxisme.

Si l'estomac est irrité, on peut administrer le sulfate de quinine en lavements. On commence par vider l'intestin au moyen d'un lavement entier ; puis on administre un quart ou un cinquième de lavement avec quinze ou vingt grains du médicament. Il est bon, pour qu'il soit bien dissous, d'ajouter deux ou trois gouttes d'acide sulfurique. On peut encore donner le sulfate de quinine par la méthode endermique, en pansant un vésicatoire avec cette substance.

On a proposé et employé comme succédanés du quinquina le houx et l'ilicine, le saule et la salicine, les écorces de lilas, de chêne, de marronnier d'Inde, le fer, des préparations d'arsenic, etc.

Il est souvent fort utile de combiner les fébrifuges avec l'opium : c'est surtout lorsqu'il y a, pendant le paroxisme ou dans ses intervalles, un état de spasme, des convulsions, des douleurs chez les femmes hystériques, chez les personnes nerveuses.

Enfin, nous dirons que, pour ceux que leur profession et leur genre de vie obligent à demeurer dans des lieux ravagés par la fièvre intermittente, il est quelques précautions à prendre pour risquer moins d'en être atteint : ainsi, il serait imprudent de sortir dans ces lieux le matin à jeûn, car rien ne facilite plus l'absorption que l'abstinence. Ils ne doivent pas non plus s'exposer au miasme dans les temps brumeux et le soir, ou s'ils sont contraints de le faire, ils doivent se tenir bien vêtus. Ils doivent user modérément du vin et ne pas boire trop d'eau pure, ni de liqueurs excitantes. Ils feront bien de prendre de temps en temps, pendant la saison où règnent les fièvres, un verre de camomille romaine, de sauge ou de centaurée le matin à jeûn : ces toniques amers sont conseillés d'ailleurs comme boisson pour le traitement de la maladie.

FIN.